Les Pouvoirs Cachés Du Subconscient

Comment Exploiter

L'Incroyable Pouvoir

Qui Est En Vous

Jill Murphy

Table des matières

Introduction

Que vous y croyiez ou non, vous avez en vous un pouvoir caché... un pouvoir si remarquable qu'il peut littéralement transformer votre vie une fois que vous avez appris à l'utiliser correctement.

Ce pouvoir, c'est votre subconscient.

La plupart des gens ont tendance à sous-estimer le pouvoir de leur subconscient parce qu'ils ne comprennent pas exactement ce qu'est le subconscient, ni comment il fonctionne. Vous avez peut-être même été amené à croire que le subconscient est quelque chose d'étrange ou de mystérieux... ou même de tabou.

En réalité, cependant, le subconscient est une partie normale et intégrante de la façon dont votre esprit fonctionne. Pourtant, ne vous y trompez pas... le subconscient est vraiment puissant. Je l'appelle un pouvoir caché, car la plupart des gens ne savent pas comment l'utiliser.

Mais dans ce livre, je vais vous montrer comment utiliser ce pouvoir caché pour transformer votre vie. Votre subconscient peut vous aider à atteindre vos objectifs, à éliminer les mauvaises habitudes et à les remplacer par de bonnes, à améliorer votre image de soi, à être plus créatif, à apprendre plus vite, et bien plus encore.

Lorsque vous apprenez à utiliser correctement le pouvoir de votre subconscient, vous pouvez connaître plus de bonheur et de joie, plus de succès, plus d'abondance financière, une meilleure santé et des relations plus fortes que vous ne l'auriez jamais imaginé.

Dans ce livre, nous allons explorer ce qu'est le subconscient, comment il fonctionne, et comment travailler avec lui... pour le reprogrammer afin qu'il soit votre partenaire dans la création de la vie que vous désirez. Mais avant de commencer, laissez-moi vous apporter une importante clarification sur un sujet qui embrouille souvent les gens.

Lorsque nous parlons de l'esprit conscient et de l'esprit subconscient, il est important de réaliser que vous n'avez qu'UN seul esprit. Mais votre esprit unique possède deux fonctionnalités distinctes, si différentes que les psychologues leur ont donné deux noms... l'esprit conscient et l'esprit subconscient. Tout au long de ce livre, je ferai constamment référence à votre esprit conscient et à votre esprit subconscient, mais ne laissez pas cela vous troubler. Ce sont simplement les deux fonctions séparées et distinctes de votre esprit.

Chapitre 1 - L'esprit conscient

En premier lieu, avant de pouvoir apprécier pleinement le pouvoir du subconscient, il est important de comprendre les caractéristiques de l'esprit "conscient".

Même si ce livre traite du pouvoir du subconscient, je ne veux en aucun cas diminuer la nature merveilleuse de l'esprit conscient, car l'esprit conscient humain est une création impressionnante et spectaculaire. La description la plus élémentaire de votre esprit conscient est qu'il s'agit de la partie de votre esprit dont vous êtes conscient. Elle contrôle vos pensées et fonctions volontaires.

Par exemple, en ce moment même, je veux que vous leviez votre main gauche en l'air. C'est une fonction volontaire, qui est contrôlée par votre esprit conscient.

L'esprit conscient est également la partie logique de votre esprit. C'est la partie de votre esprit qui a la capacité de réfléchir à une situation de manière logique, de l'analyser et de prendre une décision sur la base des faits. De même, lorsque vous évaluez les erreurs passées et que vous en tirez des enseignements, c'est votre esprit conscient qui est à l'œuvre. Lorsque vous vous fixez des objectifs pour l'avenir, c'est un autre exemple de votre esprit conscient au travail.

Parfois, vous pouvez entendre quelqu'un dire : "J'ai pris une décision consciente de faire cela". C'est le pouvoir de l'esprit conscient. Il nous donne la capacité d'examiner la situation, d'évaluer les faits, d'analyser les risques et de déterminer ce que nous pensons être la meilleure ligne de conduite. Il nous donne également la capacité d'élaborer un plan réfléchi pour mettre en œuvre la ligne de conduite que nous avons décidée. Mais aussi merveilleux que soit l'esprit conscient, il a aussi certaines limites inhérentes.

Tout d'abord, l'esprit conscient a une mémoire limitée. Combien de fois avez-vous eu du mal à vous souvenir du nom de quelqu'un, ou même à vous rappeler où vous avez mis vos clés ? Il s'agit d'exemples de la mémoire limitée de l'esprit conscient. Une autre limitation de l'esprit conscient est qu'il ne peut faire qu'une seule chose à la fois. S'il essaie de faire plus d'une chose à la fois, il doit faire des allers et retours très rapidement.

Un exemple est être la lecture pendant que quelqu'un vous parle. À tout moment, votre esprit conscient peut se concentrer sur ce que vous lisez, ou il peut se concentrer sur l'écoute de ce qui vous est dit. Mais il ne peut pas se concentrer sur les deux en même temps.

Comme l'implique le mot "conscient", l'esprit conscient ne peut rien faire qui ne soit pas "consciemment" concentré sur un moment précis. Et c'est là que le subconscient entre en jeu. Changeons donc de point de vue et examinons le subconscient dans le prochain chapitre.

Chapitre 2 - Le subconscient

Abordons maintenant le cœur de l'ouvrage. Alors que l'esprit conscient est la partie de votre esprit dont vous êtes conscient, la partie de votre esprit dont vous n'êtes pas conscient est appelée votre subconscient.

L'esprit subconscient est en service 24 heures sur 24, et il peut gérer un nombre illimité de fonctions en même temps. C'est comme un ordinateur qui tourne à l'arrière-plan de votre esprit, contrôlant constamment vos fonctions, émotions et habitudes involontaires. Que vous soyez éveillé ou endormi, votre subconscient est continuellement au travail et contrôle toutes les fonctions vitales de votre corps, sans l'aide de votre esprit conscient.

Vous n'avez pas besoin de penser consciemment pour respirer, pour faire battre votre cœur, pour digérer votre nourriture, pour cligner des yeux, et ainsi de suite. Votre esprit subconscient gère tout cela pour vous 24 heures sur 24, que vous soyez endormi ou éveillé. Votre subconscient communique en permanence avec chaque cellule de votre corps, reçoit les informations de ces cellules et leur envoie des instructions.

Le subconscient prend également en charge toutes les tâches de routine que vous avez dû apprendre par un processus minutieux avec votre esprit conscient. Un exemple classique est la tâche d'apprendre à conduire une voiture. Souvenez-vous de la première fois où vous avez appris à conduire une voiture. Au début, vous deviez penser consciemment à tout ce que vous faisiez.

Je me souviens d'avoir appris à mon fils à conduire il y a quelques années. Je devais dire des choses comme : "Maintenant, on va tourner à droite à la prochaine rue. Je veux que tu enlèves ton pied de l'accélérateur... maintenant, mets ton clignotant à droite... ; mets ton pied sur le frein ... ; commence à tourner le volant vers la droite... maintenant, redresse le volant... enlève ton pied du frein et accélère."

En d'autres termes, il devait penser consciemment et être consciemment instruit sur chaque chose à faire. Mais une fois qu'il a passé ce processus d'apprentissage conscient, des voies neurologiques se sont formées dans son cerveau, et peu à peu son subconscient a pris le dessus pour qu'il n'ait pas à penser consciemment à chaque mouvement ou action. Et aujourd'hui, il est un excellent conducteur, et la plupart de ses trajets sont totalement contrôlés par son subconscient.

Le même processus s'applique à la plupart des choses que vous avez consciemment appris à faire... faire du vélo, attacher vos chaussures, nager, etc. Ce sont tous des exemples de choses que vous avez dû apprendre à faire consciemment, par un processus minutieux, mais une fois que vous êtes passé par ce processus conscient, le subconscient a pris le dessus, et maintenant vous pouvez faire ces choses sans y penser consciemment.

La raison pour laquelle votre subconscient a appris à faire ces choses est que vous les avez faites de manière répétitive par votre esprit conscient. La répétition est l'une des clés de la programmation du subconscient. (Rappelez-vous l'importance de la "répétition", car nous y reviendrons plus loin dans le livre).

Quelques autres caractéristiques du subconscient

J'ai mentionné dans le chapitre précédent que l'esprit conscient est la partie logique de votre esprit. Eh bien, le subconscient est la partie "émotionnelle" de votre esprit. Il est la source de toutes nos émotions, y compris l'amour, la haine, le bonheur, la tristesse, la jalousie, l'envie, la colère et la joie. Tout comme la répétition, l'émotion est également l'une des clés de la reprogrammation du subconscient.

Une autre chose que j'ai mentionnée dans le chapitre précédent à propos de l'esprit conscient est que l'esprit conscient a une mémoire limitée. Mais ce n'est pas le cas du subconscient. Le subconscient a une mémoire pratiquement illimitée. En fait, tout ce que vous avez vécu dans votre vie (depuis votre naissance) est présent dans la banque de mémoire de votre subconscient... y compris chaque chose que vous avez vue, chaque son que vous avez entendu et chaque émotion que vous avez ressentie. Ils sont tous stockés dans votre subconscient.

Et cela m'amène à la fonction du subconscient qui sera l'objet principal de ce livre : le subconscient est l'endroit où vous avez des croyances profondes sur vous-même, notamment si vous vous considérez comme talentueux ou non, intelligent ou non, gagnant ou non, méritant ou non l'amour, pour n'en citer que quelques-unes. Ces croyances profondes sur vous-même sont le résultat de toutes les expériences de votre vie, y compris celles de votre enfance.

Et c'est important, car à l'âge adulte, nous avons souvent dans notre subconscient de nombreuses idées et croyances négatives sur nous-mêmes qui ont été développées dans les années de notre enfance. Les enfants se font souvent dire des choses cruelles, et ces choses sont facilement implantées dans le subconscient d'un enfant, et y restent souvent toute sa vie.

Les déclarations cruelles faites aux enfants peuvent être dites par des camarades de classe, des frères et sœurs, ou même des parents et des enseignants. En voici quelques exemples :

- Tu es paresseux
- Tu ne peux rien faire de bien
- Tu n'arriveras jamais à rien
- Tu es laid
- Tu es stupide
- Tu es gros

Je pourrais continuer encore et encore, mais vous avez compris. Lorsque de telles déclarations sont dites à un enfant de manière répétée et avec émotion, ces croyances négatives sont facilement programmées profondément dans le subconscient de l'enfant, et le subconscient accepte ces déclarations négatives comme des faits.

Et ce ne sont pas seulement les expériences de l'enfance qui peuvent programmer négativement votre subconscient. Les expériences négatives vécues à l'âge adulte peuvent faire la même chose. Et quel que soit le moment où la programmation négative se produit, les effets sur votre vie peuvent être dramatiques.

Voici pourquoi : les croyances que vous avez au sujet de vous-même et qui sont profondément ancrées dans votre subconscient ont un effet énorme sur la réalité que vous vivez dans votre vie. Si vous avez des croyances négatives à votre sujet au niveau du subconscient, vous aurez tendance à vivre des réalités négatives dans votre vie. Si vous avez des convictions positives à votre sujet, vous aurez tendance à vivre des réalités positives dans votre vie.

C'est parce que votre réalité correspondra finalement à l'image subconsciente que vous avez de vous-même. Permettez-moi de répéter cette affirmation, parce que c'est un point tellement crucial. **Votre réalité finira par correspondre à l'image subconsciente que vous avez de vous-même.**

Voici comment cela fonctionne. J'ai dit plus tôt que votre subconscient contrôle vos fonctions involontaires. Cela s'applique non seulement à des choses comme votre respiration et votre rythme cardiaque, mais aussi à vos actions et comportements. Et il contrôle ces actions et comportements en fonction des croyances subconscientes que vous avez sur vous-même.

Permettez-moi de vous donner quelques exemples :

- Si vous croyez inconsciemment que vous êtes peu aimable, votre subconscient vous poussera à repousser les gens ou à saboter vos relations.
- Si vous croyez inconsciemment que vous êtes destiné à être pauvre ou que vous ne méritez pas d'être riche, votre subconscient vous poussera à mal gérer l'argent ou à vous laisser entraîner dans des situations qui vous maintiennent dans la pauvreté, car c'est là que se situe votre niveau de confort.
- Si vous avez une profonde croyance subconsciente que vous êtes stupide, votre subconscient vous poussera à faire des choses qui vous feront passer pour stupide.
- Si vous croyez inconsciemment que vous êtes en mauvaise santé ou que vous aurez des problèmes de santé, votre subconscient fera que votre système immunitaire ne fonctionnera pas correctement et vous tomberez malade.

Je pourrais continuer à vous donner des exemples, mais j'espère que vous commencez à comprendre. L'image subconsciente que vous avez de vous-même détermine votre réalité. Donc, si vous n'êtes pas satisfait de votre réalité aujourd'hui, vous devez changer l'image subconsciente que vous avez de vous-même.

Une fois que vous aurez transformé ces croyances subconscientes négatives profondément ancrées en croyances positives, votre réalité changera en conséquence. C'est le pouvoir "caché" du subconscient, et c'est ce que nous allons aborder dans ce livre.

William James, le père de la psychologie américaine, a déclaré : "La plus grande révolution de notre génération est la découverte que les êtres humains, en changeant les attitudes intérieures de leur esprit, peuvent changer les aspects extérieurs de la vie".

Il a raison, sauf que ce n'est pas un concept nouveau. Considérez ce que Salomon a dit il y a quelque 3 000 ans : "Tel un homme pense dans son cœur, tel il est". La Bible nous dit également que nous devons être "transformés par le renouvellement de nos esprits".

Ce n'est donc pas une idée nouvelle. C'est une vérité universelle qui existe depuis des milliers d'années. Le problème, c'est que souvent nous ne faisons pas un bon travail pour faire fonctionner cette vérité universelle pour nous.

Mon but en écrivant ce livre est de vous aider à mettre cette vérité universelle à votre service afin que vous puissiez transformer votre vie en la vie que vous désirez. Et dans le prochain chapitre, je vais vous dire comment faire.

Chapitre 3 - Reprogrammation du subconscient

Après avoir lu le chapitre précédent, j'espère que vous comprenez maintenant l'importance de débarrasser votre subconscient des croyances et des images de soi négatives et de les remplacer par des croyances et des images de soi positives. Mais comment faire ?

Il existe en fait un certain nombre de méthodes pour reprogrammer le subconscient, mais l'approche que je vais partager avec vous dans ce livre est ce que je crois être la méthode la plus simple et la plus directe pour reprogrammer votre subconscient.

En fait, ce processus est si simple que vous pourriez être tenté de penser qu'il ne fonctionnera pas. Mais je peux vous dire d'après mon expérience personnelle... que ça marche ! Et si vous avez le moindre doute que cela fonctionne, j'ai un conseil à vous donner... ESSAYEZ-I F.   Essayez-le pendant six mois, puis comparez votre vie à la fin de cette période de six mois à ce qu'est votre vie en ce moment. Une fois que vous aurez fait cela, je suis sûr que vous serez un adepte du processus.

Cette approche implique de développer une série d'affirmations positives (en utilisant votre esprit "conscient"), de les écrire sur papier, puis de passer par un processus délibéré afin d'ancrer ces affirmations dans votre esprit subconscient.

Au fur et à mesure que vos nouvelles affirmations sont acceptées par votre subconscient, elles remplacent les anciennes croyances négatives auparavant logée dans votre subconscient. Et à mesure que cela se produit, votre réalité commence à changer pour correspondre à la nouvelle image de soi que le subconscient a de lui.

N'oubliez pas que votre réalité finira par correspondre à l'image subconsciente que vous avez de vous-même. Voyons maintenant le processus.

La première chose à faire est de vous asseoir avec un crayon et un bloc de papier, et de commencer à concevoir la vie que vous voulez. Pour ce faire, écrivez une série d'affirmations qui vous décrivent, vous et votre vie, "exactement comme vous voulez qu'elle soit".

Vous pouvez inclure tous les aspects de votre vie... vos finances, votre santé, vos relations, votre spiritualité, la maison dans laquelle vous vivez, la voiture que vous conduisez, votre style de vie, le fait d'être une personne aimante et généreuse, le nombre de vos voyages, les endroits où vous voyagez, votre carrière, et ainsi de suite. En d'autres termes, concevez votre vie exactement comme vous le souhaitez.

Combien d'affirmations devez-vous écrire ? Il n'y a pas de chiffre magique, mais je vais vous suggérer de commencer par une douzaine. Je recommande ce nombre parce qu'il est suffisamment grand pour vous permettre d'aborder plusieurs aspects de votre vie... mais c'est aussi un nombre suffisamment petit pour que vous puissiez assez facilement mémoriser les affirmations, ce qui s'avérera utile, comme vous le verrez.

Je ne veux pas essayer de créer vos affirmations pour vous, parce qu'elles doivent venir de vous. Mais les gens ont parfois du mal à se lancer dans ce processus. Laissez-moi donc vous donner quelques exemples d'affirmations qui vous permettront de donner libre cours à votre créativité.

Voici quelques exemples :

- J'ai un mariage heureux et réussi.
- Je voyage beaucoup vers de merveilleuses destinations.

- J'ai la chance d'avoir une famille merveilleuse.
- J'ai une abondance d'amis.
- Je suis profondément aimé par ma famille et mes amis.
- L'argent coule naturellement à flots vers moi.
- Je possède une belle péniche.
- Je suis rempli d'amour et de compassion pour les autres.
- Je suis gentil, aimant et compatissant.
- Je possède une entreprise florissante.
- Je suis un ami dévoué et loyal.
- Je suis une épouse (un mari) aimante.
- J'apporte le bonheur aux autres.
- Je vis dans la maison de mes rêves.
- Mon système immunitaire me maintient dans un état de bien-être constant.
- J'ai plus qu'assez d'argent.
- Je suis une mère (un père) aimante.
- J'ai la chance d'être en excellente santé.
- Je maintiens facilement mon poids idéal.
- Je donne généreusement à des organisations caritatives qui en valent la peine.
- J'aime faire de l'exercice.
- J'aime manger des aliments sains.

Ce ne sont là que quelques exemples. La clé est de concevoir la vie que VOUS voulez et de créer la personne que VOUS voulez être. Mais même si les affirmations énumérées ci-dessus ne sont que des exemples, je veux que vous remarquiez deux choses importantes à leur sujet.

Tout d'abord, elles sont toutes au présent. Ecrivez toujours vos affirmations au présent, comme si vous les aviez déjà réalisées. Le subconscient ne vit qu'au présent, c'est pourquoi vos affirmations DOIVENT être formulées au présent. Si votre objectif est d'écrire un livre, vous pouvez dire "Je suis un auteur de best-sellers", plutôt que "Je vais écrire un livre l'année prochaine".

Deuxièmement, elles sont toutes "positives". Les mots négatifs ne doivent pas être inclus dans vos affirmations. Certains psychologues pensent que le subconscient ne voit ou n'entend pas les mots négatifs comme "non". Ainsi, si vous dites "je n'ai pas peur", votre subconscient peut entendre "j'ai peur". Alors, dites plutôt quelque chose de positif comme "je suis confiant et courageux".

Ne vous inquiétez pas si cela prend du temps pour établir votre liste. Il est normal de passer plusieurs jours à rédiger et à affiner votre liste d'affirmations. Le processus d'élaboration de vos affirmations est un processus puissant en soi, car il vous oblige à décider de ce à quoi vous voulez vraiment que votre vie ressemble.

Il est également possible de réviser votre liste de temps en temps. En fait, c'est probablement un bon signe que le processus fonctionne, car cela signifie que vous obtenez une plus grande clarté sur ce que vous voulez exactement dans la vie. Si vous constatez qu'une de vos affirmations ne vous semble plus vraie, il vous suffit de la supprimer ou de la réviser. Et ajoutez-en de nouvelles chaque fois que vous le souhaitez.

Maintenant, une fois que vous avez établi votre liste d'affirmations, que faites-vous de celle-ci ? C'est là que cela devient vraiment passionnant, car vous commencez maintenant à ancrer ces affirmations dans votre subconscient.

Voici comment faire : deux fois par jour, détendez-vous, faites le vide dans votre esprit et concentrez-vous sur les affirmations de votre liste. Visualisez-vous comme ayant déjà ces traits et ayant déjà atteint ces objectifs. Visualisez-vous en action en faisant ces activités et en étant cette personne.

C'est à vous de décider quand vous passez du temps avec votre liste, mais on dit souvent que la première heure du matin et juste avant de s'endormir le soir sont deux excellents moments, car le subconscient semble être particulièrement réceptif aux nouvelles suggestions pendant ces moments.

Quel que soit le moment où vous le faites, il est important de vous mettre dans un état très détendu lorsque vous passez en revue vos affirmations, car la relaxation ouvre la porte au subconscient. Lorsque vous calmez votre esprit et que vous vous détendez, les pensées et les images sur lesquelles vous vous concentrez s'enfoncent dans le subconscient.

Voici donc ce que vous allez faire : deux fois par jour, trouvez un endroit confortable et calme. Vous pouvez vous asseoir ou vous allonger, selon votre préférence. (Ce peut même être au lit tard le soir et à la première heure le matin.) Tant que vous n'avez pas mémorisé vos affirmations, il peut être plus logique de rester assis, car vous devrez probablement lire vos affirmations, ce qui est plus facile à faire en position assise. Mais vous finirez par mémoriser vos affirmations, et la lecture ne sera pas nécessaire.

Une fois que vous êtes dans une position confortable, prenez quelques respirations profondes. Concentrez-vous vraiment sur des expirations lentes et profondes. À chaque expiration, relâchez consciemment tous les muscles de votre corps. Laissez votre corps se détendre un peu. Après avoir pris cette dernière grande respiration, passez quelques secondes à vous concentrer sur la relaxation des muscles de votre corps.

Une fois que vous vous sentez totalement détendu, commencez simplement à réciter vos affirmations. Vous pouvez les dire à voix haute ou simplement les dire en silence dans votre esprit. Vous pouvez les lire les yeux ouverts, ou vous pouvez fermer les yeux et les réciter de mémoire.

En récitant chaque affirmation, visualisez chaque affirmation comme étant déjà réalisée. Créez dans votre esprit une image visuelle de vous-même comme ayant déjà ces traits et ayant atteint ces objectifs. Cette visualisation est essentielle à la réussite du processus. Votre subconscient ne distingue pas le réel de l'imaginaire. Il acceptera comme réelles les choses que vous visualisez, alors laissez votre imagination s'exprimer librement lorsque vous visualisez vos affirmations.

Vous devez également préciser la formulation de chaque affirmation et ajouter autant de détails que nécessaire pour la "ressentir" réellement. Vous voulez que l'affirmation suscite une réponse émotionnelle. Il ne suffit pas de la dire... vous voulez la ressentir ! Le subconscient est la partie émotionnelle de votre esprit, vous devez donc utiliser l'émotion lorsque vous programmez votre subconscient.

Par exemple, si votre affirmation écrite est "Je vis dans la maison de mes rêves", n'hésitez pas à ajouter plus de détails en la récitant, et à dire quelque chose comme "Je vis dans la maison de mes rêves, avec vue sur l'océan. Je suis très heureux de m'asseoir sur mon balcon et de regarder les vagues s'écraser sur le rivage et de sentir l'air de l'océan".

Et en prononçant ces mots, créez une image mentale. Imaginez-vous assis sur le balcon de votre maison de rêve avec vue sur l'océan, regardant les vagues déferler et sentant l'air de l'océan.

Voyons un autre exemple. Supposons que vous ayez une affirmation écrite qui dit "Je cours un marathon avec succès". Vous pourriez ajouter quelques détails en la récitant et dire quelque chose comme "Je me sens exalté en franchissant la ligne d'arrivée du marathon. Mes amis et ma famille sont là pour m'encourager dans cet accomplissement".

Et en récitant ces mots, imaginez-vous en train de franchir la ligne d'arrivée avec les mains en l'air, et vos amis et votre famille debout, à vous encourager. Sentez l'excitation et le sentiment d'accomplissement.

En ajoutant la visualisation, les détails et l'émotion à votre affirmation, vous donnez de la force à votre affirmation. Cela augmente considérablement la vitesse et l'efficacité avec lesquelles l'affirmation est ancrée dans votre subconscient.

Une fois que vous avez fini de lire vos affirmations, prenez simplement une grande respiration, ouvrez les yeux et continuez votre travail. (Ou si c'est l'heure de vous coucher, vous pouvez simplement vous endormir après avoir terminé l'examen de vos affirmations).

Il n'y a pas de temps fixe à consacrer à chaque fois que vous faites ce processus. Parfois, vous le ferez très rapidement, en quelques minutes seulement, et d'autres fois, vous vous impliquerez profondément dans le processus et y consacrerez plusieurs minutes ou peut-être une demi-heure. C'est à vous de décider. Faites ce qui vous semble juste à chaque fois.

Prenez l'habitude de le faire deux ou trois fois par jour. Intégrez-le dans votre routine quotidienne, tout comme vous vous brossez les dents et prenez votre repas. Que cela devienne tout simplement quelque chose que vous faites chaque jour. C'est important en raison du principe de répétition. Lors de la programmation du subconscient, il est nécessaire de répéter souvent le conditionnement jusqu'à ce que la nouvelle croyance soit totalement acceptée par le subconscient.

Il est essentiel que vous suiviez le processus jusqu'à ce que vos affirmations soient totalement acceptées par le subconscient. C'est parce que le subconscient ne peut pas avoir deux croyances concurrentes en même temps.

Par exemple, votre subconscient croira soit que vous êtes intelligent, soit que vous êtes inintelligent. Il n'acceptera pas les deux. Donc, si votre programmation passée a implanté la croyance que vous êtes inintelligent, c'est ce que votre subconscient croira jusqu'à ce que vous passiez outre cette croyance et que vous implantiez dans votre subconscient la croyance que vous êtes intelligent. Une fois que le subconscient accepte la nouvelle croyance, il commence à agir en fonction de celle-ci.

Une fois que vous aurez entamé le processus de reprogrammation de votre subconscient, des changements inexplicables commenceront à se produire dans votre vie. Ces changements se produisent parfois rapidement et de façon spectaculaire, mais souvent ils se produisent lentement et progressivement. En fait, ils se produisent parfois si naturellement et graduellement que vous ne les remarquerez même pas au moment où ils se produisent. Mais soyez assuré que les changements se produisent.

Voici le genre de changements que vous pouvez vous attendre à voir... vous gagnerez en confiance... vous commencerez à croire que vous êtes capable d'atteindre vos objectifs... vous commencerez à vous considérer comme étant déjà la personne que vous souhaitez devenir... vous commencerez à prendre les mesures nécessaires pour atteindre vos objectifs.

Gardez une attitude positive, même si les résultats ne semblent pas se produire aussi rapidement que vous le souhaitez. De plus, il est important de "s'attendre" à ce que les changements se produisent dans votre vie. L'attente est une prophétie qui se réalise d'elle-même lorsque vous donnez des ordres à votre subconscient. Lorsque le subconscient attend quelque chose, il fait en sorte que cette chose se produise.

Tandis que votre subconscient accepte ces nouvelles croyances, il est également important de prendre des mesures "conscientes" pour atteindre vos objectifs. Par exemple, tout à l'heure, j'ai utilisé l'exemple d'une de vos affirmations qui pourrait être : "J'ai couru un marathon avec succès". Dans cet exemple, en intégrant cette affirmation dans votre subconscient, prenez consciemment les mesures nécessaires pour vous préparer à un marathon. Commencez à faire des recherches sur les marathons dans votre région et décidez dans lequel vous voulez courir. Vous établirez un plan d'entraînement et un calendrier pour vous rapprocher de cet objectif. De cette façon, votre subconscient et votre conscient travaillent ensemble pour vous faire progresser vers vos objectifs.

En suivant ce processus d'ancrage de ces nouvelles croyances dans votre subconscient, demandez-vous continuellement quelles mesures vous pouvez prendre sur une base consciente pour vous diriger vers vos objectifs. Ce faisant, vous retrouverez une confiance renouvelée dans votre capacité à réaliser et à accomplir chacune de vos affirmations.

Engagez-vous dans ce processus pendant six mois, puis examinez les changements qui se sont produits dans votre vie. Une fois que vous aurez fait cela, je pense que vous comprendrez la puissance de ce processus.

Chapitre 4 - Le rôle de la prière

Le chapitre qui suit est très important. Nous allons discuter ici du rôle que joue la prière dans la formation et la programmation de votre subconscient.

Il est évident que ce chapitre s'adresse aux personnes ayant la foi. Si ce n'est pas votre cas, j'espère que vous ne serez pas rebuté par ce chapitre. Les autres approches dont nous avons parlé dans ce livre vous aideront à reprogrammer votre subconscient.

Mais si vous êtes une personne ayant la foi, comme moi, je veux partager avec vous comment la prière peut vous aider à programmer votre subconscient.

Le point principal que je veux souligner est que vos efforts pour reprogrammer votre subconscient seront plus efficaces avec la prière. La reprogrammation et la prière travaillent main dans la main pour vous aider à réaliser les changements que vous souhaitez.

William James, le père de la psychologie américaine, a souligné le fait que le subconscient matérialisera n'importe quelle image contenue dans l'esprit et soutenue par la foi.

La foi est universellement considérée comme cruciale pour une prière efficace. Et votre foi n'est pas complète si elle est seulement logée dans votre esprit conscient. La foi doit également être ancrée dans votre subconscient pour être pleinement efficace.

Jésus a insisté sur une attitude de foi, et il a fréquemment lié ses œuvres miraculeuses à la foi ou à la croyance des destinataires. C'est pourquoi nous lisons que Jésus a dit des choses comme "Il vous sera fait selon votre foi" et "Tout est possible à celui qui croit". Jésus a également dit : "Tout ce que vous demandez dans la prière, croyez que vous l'avez reçu, et cela vous sera accordé".

Notez l'ordre de ses paroles :

- La première étape consiste à "demander".
- L'étape 2 est de "croire que vous l'avez déjà reçu".
- L'étape 3 est que "cela sera à vous".

Remarquez que nous avons pour instruction de croire que nous avons déjà reçu ce que nous demandons, avant même que cela ne soit physiquement présent dans notre vie. C'est l'expression ultime de la foi.

C'est un peu exagéré pour certaines personnes, mais laissez-moi vous donner une analogie pour vous aider à mieux comprendre.

Imaginez un instant que je vous donne 5 000 euros, mais qu'au lieu de vous remettre 5 000 euros en espèces, je les mette sur un compte votre nom. Cet argent est à vous, mais vous ne pouvez pas le retirer et le garder entre vos mains jusqu'à l'échéance du certificat de dépôt.

C'est ainsi que j'aime envisager cette idée de croire que nous avons reçu quelque chose, avant même que cela ne soit physiquement présent dans notre vie.

Lorsque je demande quelque chose dans la prière, j'essaie de penser que c'est un dépôt sur mon compte. Cela est à moi maintenant, et je dois juste attendre la date d'échéance avant de le recevoir physiquement. Parfois, la date d'échéance arrive rapidement, et d'autres fois, cela prend un certain temps. Mais il est important pour moi de continuer à croire que cela est déjà à moi, même si j'attends de le recevoir physiquement.

Comme je l'ai déjà dit, vos efforts pour reprogrammer votre subconscient seront soutenus par la prière (la rendant plus efficace) et, à son tour, la prière va soutenir vos efforts pour reprogrammer votre subconscient. Examinons ces concepts un par un. Tout d'abord, voyons comment vos efforts pour reprogrammer votre subconscient soutiennent votre prière.

Dans ce livre, j'ai souligné l'importance d'utiliser le présent, de se voir comme ayant déjà atteint ce que l'on désire, ou étant déjà devenu la personne que l'on souhaite être.

En utilisant le présent dans la programmation de votre subconscient, vous renforcez la foi ou la croyance que vous avez déjà reçu ce que vous désirez. Cette foi ou croyance est ce qui est nécessaire pour une prière réussie. Comme l'a dit Jésus, vous devez d'abord croire que vous l'avez déjà reçue, puis cela vous appartiendra.

En implantant ces croyances dans votre subconscient, vous approfondissez votre foi et votre croyance, ce qui, à son tour, renforce l'efficacité de vos prières. Voyons maintenant l'autre côté. Voyons comment votre prière vous soutient dans votre effort de reprogrammation de votre subconscient.

Si vous avez foi en une puissance supérieure, qui selon vous entend vos prières et veut y répondre selon ce qui est le mieux pour vous, alors vos prières vont être très efficaces pour implanter des croyances et des attentes positives dans votre subconscient. L'acte même de la prière tend à engager le subconscient, en particulier la prière profonde dans laquelle vous vous concentrez intensément.

Lorsque vous combinez l'acte de prière avec la conviction sincère que vos prières sont entendues et exaucées, cela a un effet considérable sur les croyances présentes dans votre subconscient. Ainsi, votre prière peut réellement vous aider à reprogrammer avec succès votre subconscient. Alors comment coordonner votre prière avec vos autres efforts pour reprogrammer votre subconscient ? Le processus que je suis est assez simple.

Au chapitre 4, nous avons abordé le processus qui consiste à trouver un ensemble d'affirmations positives pour la vie que vous souhaitez, ou les choses que vous souhaitez dans la vie. Voici donc comment incorporer ces affirmations dans votre prière...

Lorsque vous avez établi votre liste, commencez par faire une prière sincère demandant que chacune de ces demandes soient réalisées dans votre vie, en déclarant spécifiquement que vous avez foi en ce que ces choses vous appartiennent.

Une fois que vous avez fait cette première prière pour demander ces choses, vos prières quotidiennes suivantes doivent être des prières d'action de grâce pour le fait que vous avez reçu les choses que vous avez demandées (ou que vous êtes en train de les recevoir, si cela vous semble plus approprié).

Voici donc quelques exemples de ces prières d'action de grâce :

- Merci de m'avoir offert une belle et merveilleuse maison.
- Merci de m'avoir donné un mariage heureux et réussi.
- Merci de m'avoir donné une excellente santé.
- Merci pour la relation amoureuse présente dans ma vie.
- Merci de me rendre chaque jour plus fort et plus sain.
- Merci pour le bonheur que je ressens chaque jour.
- Merci pour la réussite de cette entreprise.

Vous avez compris. Exprimez simplement votre reconnaissance et votre gratitude pour avoir déjà reçu ou atteint vos objectifs et vos affirmations. J'aime inclure une déclaration de gratitude après chaque affirmation au cours du processus dont nous avons parlé au chapitre 4.

Par exemple, si mon affirmation est "je réussis un marathon", je l'énoncerai et je me visualiserai en train de franchir la ligne d'arrivée sous les acclamations de ma famille et de mes amis. Et j'inclurai ensuite une brève déclaration de remerciement, telle que "Merci mon Dieu, de m'avoir donné la possibilité de terminer ce marathon". Je le fais pour chacune de mes affirmations, et j'ai constaté que c'était une approche très puissante.

Mettez cela en pratique au quotidien. Je ne veux pas dire de simplement l'essayer pendant une semaine ou deux.... Je veux dire le mettre en pratique de façon continue, et d'observer les changements qui se produisent dans votre vie. Je pense que vous serez étonné.

Conclusion

Nous voici au terme de cet ouvrage. J'espère que vous avez maintenant une meilleure compréhension de ce qu'est votre subconscient, de son fonctionnement et de la puissance de cette arme lorsqu'il s'agit de transformer votre vie.

Le défi que je vous lance est de commencer dès maintenant à mettre votre subconscient au travail dans le sens que vous souhaitez... de le reprogrammer pour vous aider à atteindre la vie que vous désirez vraiment. Pour commencer, suivez l'approche décrite au chapitre 3 de ce livre.

Je vous souhaite beaucoup de bonheur et de succès !

9 798578 938405